Égarés par le Plomb

THÉRAPIE DE DÉSINTOXICATION DU PLOMB

Par : John Mercola, BSc, Pharm.

Table des matières Table des matières :

Description :

Dans ce livre, vous découvrirez

- Diverses herbes et plantes connues pour leurs propriétés chélatrices, et des informations sur la manière de les utiliser en toute sécurité.

- Les modifications du mode de vie qui peuvent contribuer à réduire l'exposition au plomb et à améliorer les processus naturels de chélation de l'organisme.

- Soutien aux enfants exposés au plomb

- Des conseils pour protéger les enfants de l'exposition au plomb et les aider à se désintoxiquer naturellement.

INTRODUCTION :

UNE AVENTURE DE THÉRAPIE PAR CHÉLATION

Dans un monde où les toxines environnementales, les métaux lourds et les polluants sont omniprésents, la recherche de procédures de désintoxication efficaces n'a jamais été aussi cruciale. La thérapie par chélation se distingue comme un remède unique et puissant parmi les nombreuses options disponibles. Grâce à sa capacité à éliminer en toute sécurité les métaux nocifs de l'organisme, la thérapie par chélation donne de l'espoir aux personnes qui cherchent une voie vers une meilleure santé et un plus grand bien-être. Ce guide approfondi se penche sur la science, les applications, la sécurité et les débats qui entourent la thérapie par chélation.

Qu'est-ce que la thérapie par chélation ?

Le traitement par chélation est une procédure médicale qui utilise des composés chimiques spécifiques, appelés agents chélateurs, pour éliminer les métaux nocifs de l'organisme. Le mot "chélation" vient du grec "chele", qui signifie "griffe" ou "saisir". Comme les agents chélateurs ont la capacité unique de saisir les ions métalliques et de créer des complexes stables et solubles dans l'eau, cette expression décrit bien le mécanisme d'action. Une fois créés, ces complexes sont plus facilement éliminés de l'organisme, ce qui permet d'éliminer les métaux dangereux.

Mécanisme d'action : Liaison de précision

Le succès de la thérapie par chélation dépend de la liaison exacte des agents chélateurs aux ions métalliques. Pour ce faire, ces composés ont des structures chimiques uniques définies par plusieurs groupes donneurs d'électrons appelés "ligands". Les ions métalliques sont enfermés dans ces ligands, les emprisonnant

5

ainsi dans un anneau de chélate. Lorsque les ions métalliques sont liés, ils perdent leur réactivité et deviennent moins toxiques pour l'organisme.

La thérapie par chélation dans la pratique clinique

La thérapie par chélation a été principalement utilisée pour traiter la toxicité des métaux lourds. Le plomb, le mercure, l'arsenic et le cadmium sont les métaux lourds les plus couramment visés par cette thérapie. Les métaux toxiques peuvent pénétrer dans l'organisme par diverses voies, notamment l'eau contaminée, les aliments et l'exposition professionnelle. La thérapie par chélation peut être bénéfique pour les personnes souffrant d'une toxicité aux métaux lourds en soulageant les symptômes et en réduisant les risques sanitaires à long terme liés à ces toxines.

Le saturnisme : Le plomb est un métal lourd notoirement connu pour ses effets néfastes sur la santé, en particulier chez les enfants. La thérapie par chélation est le traitement standard du saturnisme. Elle permet de réduire efficacement la charge en plomb de l'organisme et d'atténuer les dommages neurologiques et développementaux causés par l'exposition au plomb.

Désintoxication au mercure : Le mercure, présent dans certains poissons et dans les amalgames dentaires, peut s'accumuler dans l'organisme au fil du temps. La thérapie de chélation avec des agents appropriés permet d'éliminer le mercure, réduisant ainsi les risques de problèmes de santé liés au mercure.

Élimination de l'arsenic et du cadmium : L'exposition à l'arsenic et au cadmium, souvent liée à la contamination de l'eau et à l'environnement industriel, peut entraîner de graves problèmes de santé. La thérapie par chélation permet d'éliminer ces métaux toxiques et de rétablir la santé.

Au-delà de la chélation des métaux lourds : Explorer d'autres applications

Si la désintoxication des métaux lourds est l'utilisation principale de la thérapie par chélation, ses promesses s'étendent à d'autres domaines médicaux. Les chercheurs ont étudié son utilité dans les domaines suivants :

Le traitement par chélation a été examiné pour son rôle possible dans l'amélioration de la santé cardiovasculaire, un sujet qui fait l'objet de discussions et de recherches permanentes. Certains partisans pensent qu'il peut contribuer à éliminer les dépôts de calcium dans les artères, à réduire la plaque artérielle et à améliorer la circulation sanguine. Cependant, les preuves de ces affirmations sont encore équivoques et des recherches supplémentaires sont nécessaires.

La maladie de Wilson est une maladie génétique rare qui provoque un métabolisme défectueux du cuivre, entraînant une accumulation de cuivre dans le foie, le cerveau et d'autres tissus. La thérapie de chélation avec un médicament spécifique au cuivre peut aider à réguler les niveaux de cuivre chez les patients.

L'hémochromatose est une maladie qui entraîne une absorption excessive de fer et une accumulation de fer dans de nombreux organes. La thérapie par chélation peut être utilisée pour contrôler les niveaux de fer chez les personnes atteintes de cette maladie.

Considérations relatives à l'administration et à la sécurité

La thérapie par chélation peut être administrée de deux manières : par voie intraveineuse (IV) ou par voie orale. La technique d'administration utilisée est déterminée par un certain nombre de facteurs, notamment l'agent chélateur utilisé et le problème de santé individuel traité.

Chélation intraveineuse : La thérapie de chélation intraveineuse est normalement administrée dans un environnement clinique par un prestataire de soins de santé qualifié. Un agent chélateur est doucement administré dans la circulation sanguine via une ligne intraveineuse pendant le traitement. Cette approche est souvent choisie lorsqu'une désintoxication rapide est nécessaire.

Chélation orale : La chélation orale consiste à ingérer des produits chimiques chélateurs par voie orale sous forme de pilules ou de liquides. Bien qu'elle soit pratique et puisse être utilisée pour un traitement à long terme, elle peut ne pas être aussi efficace que la chélation intraveineuse pour l'élimination rapide des métaux nocifs.

Inquiétudes concernant la sécurité et les effets secondaires potentiels

Lorsqu'elle est pratiquée par des professionnels qualifiés, la thérapie par chélation est généralement considérée comme sûre. Elle n'est cependant pas sans danger et sans effets indésirables potentiels. Voici quelques exemples d'effets secondaires courants :

Nausées et vomissements

Crampes dans l'abdomen

Pression artérielle basse (en particulier lors de l'administration de médicaments par voie intraveineuse)

Ces effets secondaires sont généralement mineurs et temporaires. Des effets secondaires plus importants, notamment des lésions rénales, ont été enregistrés dans de rares cas. Il est donc essentiel que le traitement par chélation soit administré par un personnel de santé qualifié, capable d'évaluer étroitement les patients et de modifier les méthodes de traitement si nécessaire.

Nous nous concentrerons sur l'effet de la thérapie de chélation orale et de l'hydrothérapie dans la mobilisation du plomb des dépôts osseux chez les malades chroniques et les jeunes.

Dans ce livre, nous ne parlerons que des avantages de la thérapie de chélation par voie orale et de l'utilisation de l'hydrothérapie qui l'accompagne. Notre étude se concentrera sur leur capacité combinée à favoriser l'élimination du plomb accumulé dans les os des personnes souffrant d'empoisonnement chronique. Cette approche ciblée est essentielle pour traiter les problèmes particuliers liés à l'exposition au plomb à long terme.

L'utilisation de médicaments chélateurs par voie orale offre aux patients un choix plus accessible et moins invasif. Nous examinerons les mécanismes, les implications en termes de sécurité et les agents appropriés pour la chélation par voie orale, afin que les lecteurs aient une connaissance approfondie de l'efficacité de cette technique.

Hydrothérapie :

Nous étudierons également le rôle de l'hydrothérapie, une approche douce mais efficace qui complète la thérapie de chélation orale. L'hydrothérapie peut aider à mobiliser le plomb des dépôts osseux, permettant ainsi à ce métal nocif d'être libéré de ses réservoirs dans l'organisme.

Ces deux traitements seront minutieusement évalués ensemble, ce qui permettra aux lecteurs d'avoir une vue d'ensemble de leur potentiel pour lutter contre la toxicité chronique du plomb. En réduisant notre couverture de cette manière, nous pouvons offrir aux lecteurs une approche plus concentrée et plus concrète pour contrer les effets à long terme de l'exposition au plomb.

BRÈVE HISTOIRE DE LA THÉRAPIE PAR CHÉLATION EN MÉDECINE

Nous découvrons une histoire unique d'innovation scientifique et de découverte thérapeutique dans notre intéressante visite à travers l'histoire de la thérapie par chélation à l'EDTA (acide éthylènediaminetétraacétique). Ce voyage commence en 1935, lorsque l'EDTA, un acide aminé non naturel, est produit pour la première fois en Allemagne. Son énorme potentiel deviendra évident des années plus tard, mais son histoire s'étend sur des pays et des décennies.

L'EDTA a obtenu un brevet aux États-Unis en 1941, marquant ainsi son entrée officielle dans le domaine de la médecine. Il a d'abord été utilisé comme traitement de l'empoisonnement par les métaux lourds. En juillet 1953, la Food and Drug Administration (FDA) des États-Unis a approuvé l'EDTA pour le traitement de la toxicité des métaux lourds. Il a sauvé la vie de personnes qui avaient été exposées au plomb, au mercure et à d'autres toxines.

La première tâche de l'EDTA a été d'aider les employés des premières usines de batteries et ceux qui peignaient des navires recouverts de peintures à base de plomb. Ces personnes, qui étaient exposées à des niveaux élevés de métaux lourds dans le cadre de leur travail, ont trouvé un soulagement dans l'EDTA, qui facilitait l'élimination de ces toxines.

Au-delà de l'antipoison : Comprendre les maladies cardiovasculaires

Le point tournant de l'histoire de l'EDTA s'est produit au milieu des années 1950, lorsque quelque chose d'extraordinaire a commencé à se produire au cours des traitements par chélation du saturnisme. Les patients et les médecins ont constaté une transformation inattendue et spectaculaire qui allait bien au-delà de l'élimination du plomb de leur corps.

Un nouveau chapitre de l'histoire de l'EDTA était sur le point d'être écrit, un chapitre qui s'intéressait à ses effets cardiovasculaires étonnants et à ses bienfaits plus généraux pour la santé.

Le Dr Norman Clarke, cardiologue renommé et chef de la recherche à l'hôpital Providence de Detroit, a publié ses conclusions dans l'American Journal of Medical Science en 1956. Il a constaté que les traitements à l'EDTA entraînaient des améliorations considérables chez les patients souffrant d'angine de poitrine.

Dix-neuf des vingt patients ont constaté une "amélioration remarquable" de leurs symptômes. Cette découverte a suscité l'intérêt de la communauté médicale et l'enthousiasme pour les possibilités de la thérapie par chélation.

Les découvertes du Dr Clarke ont suscité des recherches supplémentaires, le Dr Ray Evers décrivant les avantages de la thérapie par chélation sur plus de 3 000 patients en 1960. Le corps médical semble avoir découvert un miracle médical. Cependant, en 1963, les docteurs J.R. Kitchell et L.E. Meltzer publient un essai qui remet en question l'efficacité de la thérapie par chélation. Cette publication inattendue

Ce changement brutal a suscité un débat qui se poursuit encore aujourd'hui.

L'étrange changement de posture de Kitchell et Meltzer a suscité des doutes, mais leurs recherches ont donné de bons résultats malgré leur interprétation négative. De nombreux patients ont guéri de façon spectaculaire même dix-huit mois après le traitement, illustrant ainsi les promesses de la thérapie par chélation. Les causes de ce changement radical de perspective restent inconnues, ce qui laisse place à des spéculations sur des influences extérieures.

Chélation intraveineuse vs chélation orale

La thérapie par chélation est disponible sous deux formes : intraveineuse (I.V.) et orale. Chaque stratégie présente des avantages significatifs et le choix est souvent déterminé par les circonstances et les préférences personnelles.

La chélation intraveineuse introduit le produit chimique chélateur, généralement de l'EDTA de sodium, dans la circulation sanguine, assurant ainsi une absorption complète. Des séances de trois à quatre heures sont nécessaires, vingt à cinquante séances étant souvent conseillées pour certains problèmes. Bien que puissante et rapide, la chélation intraveineuse nécessite des visites cliniques, ce que certaines personnes trouvent peu pratique.

La chélation orale, en revanche, est plus pratique et plus accessible. Elle absorbe environ 5 à 10 % de la dose d'EDTA administrée par voie orale, ce qui en fait une méthode plus douce mais plus lente. Les personnes peuvent pratiquer la chélation à domicile avec des doses orales quotidiennes de 1 000 à 2 000 mg administrées entre les repas, à jeun. La chélation orale, suivie d'un supplément multiminéral quelques heures plus tard, peut prendre plusieurs semaines ou mois avant de produire des effets bénéfiques. Son principal avantage est qu'elle peut être utilisée à long terme.

L'exploration d'un aspect moins connu mais fascinant de la thérapie par chélation révèle le concept novateur de la thérapie par le bain d'EDTA. Ce traitement peu orthodoxe consiste à s'immerger dans un bain infusé d'EDTA, ce qui permet à l'organisme d'absorber naturellement cet agent chélateur. De manière surprenante, une nouvelle étude sur les rotifères, des animaux aquatiques microscopiques, a révélé des perspectives passionnantes. Selon ces recherches, la thérapie par bain d'EDTA pourrait augmenter la longévité de ces créatures d'environ 50 %. Bien qu'elle ne soit pas aussi efficace que la thérapie de chélation par voie intraveineuse (I.V.), cette méthode de désintoxication par le bain est plus douce et plus cohérente.

La thérapie par bain d'EDTA diffère des thérapies médicales traditionnelles en ce qu'elle offre une nouvelle façon de participer au processus de chélation. Les personnes peuvent absorber l'agent chélateur par la peau en s'immergeant dans un bain infusé d'EDTA, ce qui permet un processus de désintoxication lent mais continu. Bien qu'elle ne soit pas aussi rapide ou efficace que la thérapie intraveineuse, cette approche constitue un choix doux et à long terme pour ceux qui recherchent les avantages d'une désintoxication continue.

Essentiellement, le développement de la discipline de la thérapie par bain d'EDTA met en évidence la nature variée et en constante évolution des procédures de chélation. Cette technique atypique peut s'avérer prometteuse pour les personnes cherchant à se désintoxiquer de manière plus détendue et prolongée, et ouvre de nouvelles voies de recherche dans le domaine de la thérapie par chélation.

Comme indiqué précédemment, les formes orales d'EDTA et les différents suppléments qui offrent un soulagement potentiel du saturnisme seront abordés dans cet ouvrage. Les thérapies douces sont essentielles dans le cas des jeunes, en particulier ceux dont le système d'élimination est fragile.

Des statistiques mondiales alarmantes mettent en évidence l'omniprésence du saturnisme, et la crise de l'eau de Flint nous rappelle cruellement le problème. Cette crise ne s'est pas produite dans un pays du tiers-monde, mais aux États-Unis, la première superpuissance mondiale.

Le saturnisme est un problème très répandu qui ne se limite pas aux pays en développement. Il se manifeste sous de nombreuses formes dans le monde entier, avec des effets choquants. Une étude jordanienne a même établi un lien entre la toxicité du plomb et le comportement criminel des détenus.

Le plomb a trouvé sa place dans de nombreux aspects de notre vie actuelle, depuis les jouets et les peintures pour enfants jusqu'aux vieilles canalisations, aux batteries automobiles et aux équipements technologiques. L'idée selon laquelle le saturnisme est rare est erronée.

Avant de nous lancer dans l'exploration de la thérapie par chélation, il est essentiel de poser des bases solides en comprenant la nature du plomb, sa toxicité et ses interactions avec le corps humain. Voyons ce qu'est le plomb, les raisons de sa toxicité et son comportement physiologique une fois qu'il pénètre dans le système humain.

Le plomb ou le zinc déguisé :

Une enquête approfondie sur une menace persistante

Le plomb, élément chimique portant le symbole "Pb" et le numéro atomique 82, occupe une place particulière et souvent controversée dans l'histoire de l'humanité. Ce métal sans prétention, connu pour sa malléabilité et son faible point de fusion, a rempli diverses fonctions, allant d'un composant essentiel des systèmes de plomberie de l'Antiquité romaine à un matériau toxique notoirement connu pour ses effets négatifs sur la santé humaine.

En raison de son abondance et de sa facilité d'utilisation, l'humanité a utilisé le plomb, un métal lourd blanc bleuté, pendant des millénaires. Les alchimistes de l'Antiquité associaient le plomb à la planète Saturne, ce qui a donné naissance à l'expression "saturnine goutte" pour désigner le saturnisme. Ce métal souple, couramment utilisé dans les tuyaux, les peintures, la vaisselle et d'autres produits, a une histoire tumultueuse qui est liée à des problèmes de santé.

La nature toxique du plomb a un impact considérable sur la santé humaine. Il perturbe des enzymes clés et remplace souvent le zinc, un élément très similaire, ce qui entraîne divers problèmes de santé. Certains historiens suggèrent que le saturnisme a accéléré le déclin de l'Empire romain, car le plomb était omniprésent dans la société romaine, de la plomberie aux coupes à vin.

Importance historique et applications

L'histoire du plomb remonte à des millénaires, sa découverte remontant au début de la civilisation. Les Romains de l'Antiquité, qui ont été parmi les premiers à utiliser le plomb, l'ont largement utilisé dans leurs systèmes de plomberie, ce qui lui a valu le terme "plumbum", d'où le signe "Pb". En raison de sa résistance à la corrosion et de sa simplicité de manipulation, le plomb était un excellent choix pour acheminer l'eau dans les aqueducs et la répandre dans les villes. Cet héritage se perpétue dans le terme "plombier", qui désigne les personnes travaillant sur les systèmes de plomberie.

Le plomb a été utilisé dans de nombreux autres domaines de l'activité humaine, outre la plomberie. Son faible point de fusion en faisait un métal idéal pour couler des statues, des ustensiles et, surtout, des munitions. La malléabilité du plomb a permis aux artisans de créer des ornements élaborés et des œuvres créatives, et sa capacité à bloquer les radiations dangereuses en a fait un composant important du blindage contre les radiations, notamment dans les appareils à rayons X.

L'essence au plomb était auparavant un additif courant dans l'industrie des transports, utilisé pour éliminer le cognement des moteurs et améliorer les performances des véhicules. Cette méthode, qui a été courante pendant une grande partie du vingtième siècle, a été progressivement abandonnée en raison de la toxicité connue du plomb.

Toxicité et conséquences pour la santé

Si le plomb a apporté d'importantes contributions historiques à la civilisation humaine, son mauvais côté est sa toxicité intrinsèque. Le saturnisme, également connu sous le nom de plumbisme ou de saturnisme, survient lorsque l'organisme accumule un excès de plomb, généralement à la suite d'un contact chronique avec ce métal.

Le saturnisme est très dangereux car il affecte plusieurs systèmes organiques et peut avoir des répercussions graves et à long terme, en particulier chez les enfants.

Distribution et absorption

Le corps humain peut absorber du plomb par diverses voies, dont les plus courantes sont l'ingestion et l'inhalation. Les particules de plomb peuvent contaminer l'environnement, notamment l'air, l'eau, le sol et de nombreux produits de consommation.

Le plomb pénètre dans la circulation sanguine et est transporté dans tout le corps après avoir été avalé ou inhalé. Il peut s'accumuler dans les os, les dents et les tissus mous, entraînant des problèmes de santé aigus et chroniques.

Conséquences pour la santé

Les conséquences négatives du plomb sur la santé sont nombreuses et peuvent se manifester sous des formes aiguës ou chroniques. La gravité du saturnisme est déterminée par des facteurs tels que le niveau d'exposition, la durée et l'âge, les enfants étant plus vulnérables.

L'empoisonnement au plomb chez les enfants peut nuire au développement cognitif et entraîner des troubles de l'apprentissage, des problèmes de comportement et une baisse du quotient intellectuel. Même des niveaux modestes d'exposition au plomb peuvent endommager le système nerveux d'un enfant, entraînant des déficits subtils mais durables.

L'exposition au plomb chez les adultes peut entraîner divers problèmes de santé. Les pertes de mémoire, les troubles de l'humeur et les difficultés de concentration sont autant d'effets neurologiques possibles. L'empoisonnement au plomb peut également provoquer de l'hypertension, des lésions rénales et la stérilité. Dans les cas les plus graves, l'intoxication au plomb peut entraîner des crises d'épilepsie, le coma et la mort.

Les dangers du plomb dans l'environnement

Outre son influence sur la santé humaine, le plomb est considéré comme un problème environnemental important. La pollution par le plomb peut contaminer le sol et l'eau, mettant en danger les écosystèmes et la faune. Lorsque les oiseaux consomment des fragments de balles de plomb ou pêchent dans des rivières contaminées, ils sont plus vulnérables au saturnisme.

Ce phénomène a des implications considérables pour la biodiversité et l'équilibre écologique.

Bien que d'énormes progrès aient été réalisés pour minimiser l'exposition au plomb, ce métal continue de poser des problèmes à l'époque moderne. La peinture à base de plomb reste une source de préoccupation dans de nombreuses régions du monde, en particulier dans les bâtiments et structures anciens.

Les efforts pour enlever ou encapsuler la peinture au plomb ont été continus, motivés par la compréhension des risques pour la santé, en particulier pour les jeunes enfants qui peuvent manger des éclats de peinture ou inhaler de la poussière de plomb.

La crise de l'eau de Flint, dans le Michigan (États-Unis), est l'un des exemples les plus connus de pollution par le plomb dans l'histoire récente. Cette situation s'est produite lorsque la ville s'est tournée vers la rivière Flint comme source d'eau, mais n'a pas déployé les méthodes appropriées de contrôle de la corrosion. Le plomb s'est donc infiltré dans les vieilles canalisations, empoisonnant l'approvisionnement en eau potable.

Cette question a attiré l'attention du public sur le risque à long terme que représente le plomb dans les infrastructures d'eau, soulignant l'importance de la vigilance et de la modernisation des systèmes de distribution d'eau.

Plusieurs cas de saturnisme ont été recensés dans le monde, ce qui témoigne de la menace constante que représente ce métal mortel.

<u>Un exemple digne d'intérêt est le suivant :</u>

Kabwe, Zambie : La ville zambienne de Kabwe est bien connue pour avoir l'un des problèmes de saturnisme les plus graves au monde. Cette contamination est le résultat de vastes opérations d'extraction de plomb et de zinc dans la région, qui ont commencé au début du XXe siècle et se sont poursuivies pendant des décennies sans aucune mesure de protection de l'environnement.

En conséquence, le sol de Kabwe est largement empoisonné par le plomb, ce qui met en danger la santé de la population, en particulier celle des enfants qui y jouent. La toxicité du plomb a été associée à toute une série de problèmes de santé, notamment des troubles du développement, des déficiences cognitives et des cas graves d'empoisonnement au plomb.

Des efforts sont actuellement déployés pour résoudre ce problème d'environnement et de santé publique par le biais de programmes d'assainissement des sols et d'éducation.

Ces exemples montrent que le saturnisme peut survenir dans des circonstances et des lieux très divers, soulignant l'importance de la sensibilisation et des efforts de prévention à l'échelle mondiale.

Prévention et réglementation

Conscients des graves répercussions de l'exposition au plomb, les organismes de réglementation du monde entier ont élaboré des règlements visant à réduire la quantité de plomb dans les produits de consommation, en particulier ceux destinés aux enfants, tels que les jouets et la peinture. L'élimination des additifs pour l'essence au plomb et la réduction du plomb dans l'essence sont des étapes clés dans la réduction de la contamination de l'environnement par le plomb.

Les campagnes et initiatives de santé publique se sont concentrées sur la sensibilisation à l'exposition au plomb, en particulier au sein des communautés vulnérables. De nombreux pays disposent désormais de programmes standard de dépistage de l'exposition au plomb chez les enfants, ce qui permet une intervention précoce et des mesures d'atténuation.

Le plomb, bien que parfois caché, a un impact négatif sur la santé humaine qui va bien au-delà de ce que l'on voit. Sa présence insidieuse peut se manifester de diverses manières, en perturbant des systèmes physiologiques vitaux. La capacité du plomb à perturber et à endommager tout ce qui va du système cardiovasculaire au système cérébral est profonde et complexe.

Le plomb endommage discrètement le système cardiovasculaire, ce qui n'est pas toujours évident à première vue. La relation complexe entre l'exposition au plomb et la santé cardiovasculaire est devenue une source d'inquiétude considérable.

L'exposition au plomb a été associée à un risque accru d'hypertension, qui est un facteur de risque important pour les maladies cardiaques.

Il ne s'agit pas d'une relation fortuite, car les maladies cardiaques restent l'une des principales causes de mortalité dans le monde. Les effets cardiovasculaires du plomb sont dus à divers processus, notamment le stress oxydatif et l'inflammation. Ces mécanismes induits par le plomb contribuent au développement et à la progression des maladies cardiaques.

La portée insidieuse du plomb s'étend également au système digestif, et la constipation chronique est l'un de ses indicateurs indubitables. La constipation est un symptôme courant chez les personnes souffrant de saturnisme chronique.

Le plomb interfère avec le fonctionnement naturel de l'appareil digestif, entraînant un ralentissement du transit intestinal et une constipation chronique. Ce symptôme gastro-intestinal douloureux souligne l'influence considérable du plomb sur les principaux systèmes de l'organisme.

Le système neurologique, le délicat réseau de communication de notre corps, est vulnérable au pouvoir perturbateur du plomb. L'un des principaux mécanismes par lesquels le plomb cause des dommages est la production d'un stress oxydatif. La réaction de Fenton, un mécanisme chimique qui produit des radicaux libres nuisibles dans l'organisme, est à l'origine de ce stress oxydatif.

Ces radicaux libres, à leur tour, endommagent les cellules nerveuses et modifient l'équilibre délicat des neurotransmetteurs, tous deux nécessaires au bon fonctionnement du cerveau. Cette perturbation entraîne des troubles neurologiques tels que des problèmes de mémoire, des troubles de l'humeur et des difficultés de concentration.

Un cas illustratif de trouble mental induit par le plomb a été observé chez une femme marocaine qui utilisait régulièrement du Kohl, un produit cosmétique pour les yeux souvent chargé en plomb. En peu de temps, elle a commencé à présenter des symptômes rappelant la schizophrénie, notamment des hallucinations inquiétantes et des troubles de la pensée.

Inquiets pour son bien-être, les professionnels de la santé ont entrepris une enquête pour élucider ce mal mystérieux.

Après un examen approfondi et une enquête diagnostique, il est devenu évident que la source de sa détresse était un empoisonnement au plomb provenant des produits cosmétiques pour les yeux chargés de plomb qu'elle utilisait. La forte teneur en plomb de ces produits l'avait exposée par inadvertance à des niveaux toxiques de ce métal, déclenchant les symptômes psychiatriques pénibles.

Après cette révélation cruciale, l'équipe médicale a rapidement mis en place une thérapie par chélation, un traitement destiné à éliminer les métaux lourds de l'organisme.

Remarquablement, à mesure que la thérapie par chélation faisait effet, la santé mentale de la femme a commencé à s'améliorer progressivement. Les hallucinations se sont estompées et le trouble de type schizophrénie qui s'était emparé de son psychisme a commencé à se dissiper.

Ce cas constitue un témoignage convaincant du lien complexe entre l'exposition aux métaux lourds, tels que le plomb, et son potentiel à induire de graves troubles de la santé mentale. Il souligne l'importance d'identifier la source de l'exposition et d'administrer rapidement un traitement approprié pour soulager les symptômes pénibles et rétablir le bien-être mental.

Le rôle trompeur du plomb dans l'organisme ne s'arrête pas au stress oxydatif ; il s'étend également au déplacement des minéraux. Le plomb, qui fonctionne comme un intrus sournois, se fait passer pour du zinc, un minéral essentiel impliqué dans une variété d'activités enzymatiques et de fonctions protéiques.

Le problème est que le plomb pénètre dans les enzymes et les protéines où le zinc devrait catalyser les processus. Cependant, contrairement au zinc, le plomb n'a aucune utilité physiologique ; il ne fait qu'entraver la capacité de ces enzymes à accomplir des tâches importantes. Cette interférence est susceptible d'altérer les fonctions cellulaires et de compromettre la santé globale.

Un autre aspect insidieux de l'influence du plomb est sa propension à s'accumuler dans les os. Cette invasion discrète peut causer des ravages dans l'organisme de diverses manières. Tout d'abord, l'accumulation de plomb dans les os entrave la formation des cellules du système immunitaire, diminuant ainsi la protection de l'organisme contre les infections.

Les cellules immunitaires se développent dans la moelle osseuse, où elles mûrissent et se spécialisent. Lorsque le plomb interfère avec ce processus, la fonction immunitaire s'en ressent, ce qui rend la personne plus sujette aux maladies et aux infections.

En outre, la présence de plomb dans les os peut entraîner une anémie, un trouble caractérisé par une diminution de la quantité de globules rouges ou une insuffisance d'hémoglobine pour transporter l'oxygène vers les tissus corporels. L'anémie peut entraîner une lassitude, une faiblesse et une diminution de la capacité à s'engager dans une activité physique.

Les propriétés perturbatrices du plomb s'étendent jusqu'au mécanisme sensible de régulation hormonale de notre corps, le système endocrinien. Il agit comme un perturbateur endocrinien, perturbant l'équilibre délicat des hormones qui régulent de nombreux processus physiologiques.

Cette interférence peut provoquer des déséquilibres hormonaux, perturbant des systèmes vitaux tels que le métabolisme, la croissance et la santé reproductive. Les conséquences peuvent aller de problèmes de stérilité à des règles irrégulières.

Les effets considérables du plomb sur de nombreux systèmes, du système cardiovasculaire au système nerveux, du système digestif au système immunitaire, finissent par affaiblir la vitalité de l'organisme. Le plomb réduit l'état de santé général et la résistance en affaiblissant les fonctions vitales et en perturbant l'homéostasie du corps.

Les défenses de l'organisme sont affaiblies, ce qui le rend vulnérable aux infections opportunistes. Le système immunitaire, déjà affaibli par l'exposition au plomb, lutte contre les germes, ce qui rend les personnes plus vulnérables aux maladies infectieuses.

Le réseau complexe de l'influence du plomb sur la santé rappelle clairement l'importance de la sensibilisation et des mesures préventives. Il est essentiel de s'attaquer à la contamination par le plomb et de réduire son impact sur les individus et les communautés pour protéger la santé et le bien-être.

Il existe de nombreuses techniques pour lutter contre le saturnisme, allant de la réduction de l'exposition à l'adoption de mesures réglementaires limitant la présence de plomb dans les produits de consommation, notamment les peintures et les jouets pour enfants.

Les campagnes de santé publique sont essentielles pour sensibiliser les populations à l'exposition au plomb, en particulier les populations sensibles telles que les enfants.

La menace discrète du saturnisme démontre le lien complexe entre les facteurs environnementaux et la santé humaine.

Reconnaître son omniprésence et prendre des mesures proactives pour réduire l'exposition sont des étapes cruciales pour soutenir la vitalité et le bien-être des individus et des communautés.

Grâce à une compréhension approfondie des dommages profonds que le plomb inflige à la santé, nous sommes maintenant en mesure d'entrer dans le domaine des thérapies visant à éliminer cette menace toxique de l'organisme.

La thérapie :

1-Avantage :

Une notion clé apparaît comme primordiale dans la bataille pour vaincre la menace insidieuse du saturnisme : la prévention doit précéder la thérapie. En effet, il est logique que la première ligne de protection contre la toxicité du plomb soit de se tenir à l'écart. L'idée de commencer des remèdes, tels que la thérapie par chélation ou les vitamines, tout en étant entouré de sources possibles de plomb semble paradoxale et inefficace.

Prenons l'analogie de l'évacuation de l'eau d'un bateau qui fuit. Bien qu'il soit essentiel d'éliminer l'eau qui a déjà envahi le bateau, la première chose à faire est d'arrêter la fuite elle-même. De même, en cas de saturnisme, l'objectif est d'arrêter le flux d'exposition au plomb avant de s'atteler à la tâche difficile de retirer le métal du corps.

Lorsque l'on considère les nombreuses façons dont le plomb peut envahir nos vies, la rationalité de cette approche devient immédiatement évidente. Les sources d'exposition potentielle sont vastes et souvent discrètes, allant des peintures à base de plomb dans les habitations à l'eau contaminée par des polluants au plomb, en passant par les dangers professionnels tels que les armes chargées de plomb.

Le Dr Herbert Ho Ping Kong, médecin de renom, présente une étude de cas émouvante qui souligne la nécessité cruciale de la prévention dans la lutte contre le saturnisme. Dans son ouvrage incisif, "L'art de la médecine", il relate une histoire qui laisse perplexe, impliquant deux policiers canadiens.

Ces officiers présentaient des problèmes gastro-intestinaux inhabituels, notamment des douleurs à l'estomac et une constipation fréquente. Les patients et le personnel soignant étaient perplexes quant à la nature de leur maladie. Les procédures de diagnostic traditionnelles ne donnaient pas de réponses concluantes et la cause de leur maladie restait un mystère.

Le Dr Ho, imperturbable devant le mystère qui s'offre à lui, entreprend une étude approfondie pour découvrir la raison profonde de la maladie des officiers. Ce qu'il a découvert est tout simplement stupéfiant. Il s'est avéré que ces agents des forces de l'ordre avaient reçu une formation au maniement des armes à feu, ce qui constituait une part importante de leur travail. Or, cette formation était dispensée dans un environnement intérieur restreint et mal ventilé, et les munitions utilisées contenaient du plomb.

Cette prise de conscience a marqué un tournant dans le processus de diagnostic. Le Dr Ho a compris que les symptômes des officiers n'étaient pas le résultat d'une maladie ésotérique, mais plutôt d'un empoisonnement au plomb. Le stand de tir intérieur était devenu, sans le savoir, une fournaise empoisonnée, saturée de particules de plomb provenant des munitions déchargées. L'exposition des officiers aux particules de plomb présentes dans l'air pendant l'entraînement avait entraîné une infiltration furtive de plomb dans leur corps.

Le pouvoir de l'évitement : Un changement de paradigme

L'étude de cas instructive du Dr Ho rappelle de manière déchirante que l'évitement est la clé de la prévention du saturnisme. Dans cette approche qui change de paradigme, l'accent n'est plus mis sur le traitement des conséquences de l'exposition au plomb, mais sur l'élaboration de mesures préventives.

Il reconnaît que la technique la plus efficace pour prévenir la toxicité du plomb est la protection proactive des environnements, des comportements et des activités susceptibles d'introduire du plomb dans notre vie.

L'une des sources d'exposition au plomb les plus courantes, et pourtant souvent sous-estimée, se trouve dans nos propres maisons.

Les peintures à base de plomb, qui étaient autrefois largement utilisées dans les habitations, continuent de poser un problème important, en particulier dans les habitations anciennes. Lorsque la peinture à base de plomb se détériore, elle peut produire des poussières et des éclats de plomb qui, s'ils sont consommés ou inhalés, peuvent provoquer un saturnisme.

Les personnes qui vivent dans des maisons anciennes devraient donner la priorité à l'enlèvement ou à l'encapsulation de la peinture à base de plomb afin d'atténuer ce problème. Des inspections régulières pour identifier et réparer les détériorations peuvent aider à éviter l'exposition au plomb, en particulier pour les familles avec de jeunes enfants, qui sont particulièrement vulnérables.

La tristement célèbre crise de l'eau de Flint est un rappel brutal des dangers de l'eau contaminée par le plomb. Cet incident navrant s'est produit aux États-Unis, et non dans un pays pauvre, et constitue un avertissement sévère sur les dangers de l'exposition au plomb dans des endroits inattendus.

Une succession de décisions prises à Flint, dans le Michigan, a entraîné la pollution au plomb du système d'approvisionnement en eau de la ville, exposant des milliers de citoyens à cet élément dangereux. Les résultats désastreux ont eu des répercussions négatives sur la santé, en particulier chez les jeunes, dont l'organisme en développement est plus vulnérable aux effets néfastes du plomb.

La crise de l'eau de Flint souligne l'importance cruciale d'une surveillance continue des sources d'eau et de mesures réglementaires strictes pour prévenir la pollution par le plomb. Elle souligne la nécessité de garantir la qualité de l'eau potable, qui est vitale.

L'histoire des policiers canadiens qui s'entraînaient au maniement des armes à feu dans un lieu clos est un triste rappel des risques professionnels associés au plomb. Les professions impliquant l'utilisation d'armes, en particulier à l'intérieur, peuvent exposer involontairement les individus aux particules de plomb présentes dans l'air.

Pour faire face à ce risque, des mesures de sécurité strictes doivent être mises en œuvre, telles que des stands de tir bien ventilés, l'utilisation de munitions sans plomb et la fourniture d'équipements de protection individuelle appropriés. De telles précautions peuvent réduire de manière significative le risque d'exposition au plomb chez les personnes qui s'entraînent au maniement des armes à feu et à d'autres activités connexes.

Dans le cas de l'exposition au plomb, la prévention ne se limite pas aux traitements physiques. La diffusion des connaissances et la sensibilisation sont également essentielles. Les campagnes d'éducation et les programmes de sensibilisation du public sont essentiels pour permettre aux individus et aux communautés d'identifier les sources potentielles d'exposition au plomb et de prendre des mesures proactives pour réduire les risques.

En résumé, la voie de l'émancipation des griffes du saturnisme commence par un engagement ferme à l'éviter. Avant d'entreprendre des thérapies telles que la thérapie par chélation ou les suppléments, il est essentiel de protéger l'environnement contre l'invasion du plomb. L'étude de cas éclairante du Dr Ho démontre que l'évitement est plus qu'une simple idée théorique ; il s'agit d'une tactique pratique qui peut sauver des vies. En mettant l'accent sur la prévention, nous renforçons nos défenses contre cette menace cachée et ouvrons la voie à un avenir sans toxicité du plomb.

2- Le régime :

Après avoir évité le plomb, le cœur de la thérapie au plomb est un régime anti-inflammatoire qui diminue la fermentation. Des régimes tels que le régime faible en FODMAP, le SCD ou le GAPS, qui limitent les glucides complexes et les féculents, sont idéaux.

Le gluten, les céréales et les produits laitiers sont également totalement exclus. Ils sont en effet des substances très inflammatoires qui entravent la guérison de l'organisme par le plomb.

Il est recommandé d'inclure la salade à l'ail et l'ail cru dans votre alimentation, car l'ail favorise la production de glutathion. Un médecin américain a utilisé avec succès l'ail pour désintoxiquer des mineurs exposés au saturnisme. Une étude iranienne menée par Sina Kinouch et ses collègues a comparé l'efficacité de l'ail à celle de la pénicillamine D dans le traitement de l'empoisonnement chronique. Les résultats ont révélé que l'ail était non seulement aussi efficace que la pénicillamine D, mais aussi beaucoup plus sûr.

Les fibres dans l'alimentation :

Il existe une exception importante : l'utilisation de certaines fibres réputées pour leurs caractéristiques de détoxification du plomb.

Les fibres, notamment la pectine, le psyllium, l'agar-agar, l'alginate de calcium et l'alginate de sodium, jouent un rôle important en liant le plomb et en l'empêchant d'être recyclé par la vésicule biliaire et le foie. Le Dr Joachim Mutter, expert allemand réputé en matière de désintoxication des métaux lourds, affirme que les intestins éliminent une part considérable des métaux lourds, de l'ordre de 70 à 90 %. En comparaison, seuls 5 à 10 % sont éliminés par l'urine. Étant donné que le plomb provoque une constipation persistante, il est essentiel de s'attaquer à ce problème.

Il est intéressant de noter que la bile est six fois plus toxique que l'urine, ce qui souligne la fonction essentielle du foie dans la prévention des intoxications et la désintoxication. Un foie sain fonctionne comme un filtre naturel, protégeant la circulation sanguine des polluants tels que les aliments, les xénobiotiques et les poisons absorbés.

Pour les nouveaux adeptes de cette approche alimentaire, le livre de Natasha Campbell sur le régime GAPS constitue un point de départ précieux. Ce régime a joué un rôle essentiel dans l'amélioration de l'autisme de son fils, mettant en évidence ses avantages potentiels. Le plomb a notamment été mis en cause comme pouvant contribuer à l'autisme chez les enfants.

Dans son ouvrage intitulé "Autism, ADD, or Lead Poisoning" (Autisme, troubles de l'attention ou intoxication au plomb), Nancy Hallaway étudie une ville canadienne où l'incidence de l'autisme est la plus élevée, ce qui coïncide avec une exposition au plomb très répandue. De nombreuses études ont en effet indiqué un lien entre l'exposition au plomb et l'autisme chez les enfants.

Jeûne intermittent :

Le jeûne intermittent est nécessaire pour ce régime car il a été démontré qu'il améliorait l'élimination des toxines de l'organisme. Seule de l'eau chaude additionnée d'un peu de miel et de jus de citron doit être consommée pendant la période de jeûne du matin.

L'eau est le solvant universel de notre vie. Il est essentiel que notre eau agisse comme un solvant pour les produits chimiques non nocifs présents dans notre corps. Il est essentiel de donner la priorité à la propreté de notre approvisionnement en eau. L'utilisation du filtre à eau Big Berkey est une solution très efficace et rentable.

Ce filtre étonnant est capable d'éliminer plus de 300 polluants, ce qui en fait un excellent investissement pour votre santé. Il est essentiel de se rappeler que votre bien le plus précieux est votre santé. Même si vous pouvez économiser de l'argent dans d'autres domaines de votre vie, il est prudent d'investir soigneusement dans votre bien-être, car les bénéfices sont incalculables.

Considérez cette technique d'auto-soins : après chaque repas, appliquez un coussin chauffant sur la zone située au-dessus de votre foie. Cette méthode stimule la circulation dans le foie et le décongestionne. Placez un coussin chauffant ou une bouillotte sur vos vêtements et placez-le sur la région hépatique, située sous les côtes inférieures droites, pendant environ 20 minutes à une température de 40 degrés Celsius. Le Dr Salmanoff compare cette thérapie simple et peu coûteuse à un lavage quotidien du foie, qui permet de déplacer les réservoirs de sang stagnant à l'intérieur de celui-ci.

Il est important de rappeler qu'un foie malade peut retenir jusqu'à 30 % du sang de l'organisme. Lorsque le foie retient trop de sang, il exerce une pression supplémentaire sur le cœur, ce qui peut entraîner des problèmes cardiaques, des anomalies du rythme cardiaque et des symptômes du syndrome de tachycardie orthostatique posturale (SOPP).

LE CŒUR DE LA THÉRAPIE :

1-La thérapie par chélation :

Après la mise en œuvre d'un régime alimentaire détoxifiant le plomb, la prochaine étape cruciale dans votre parcours vers une santé optimale est la thérapie par chélation. Heureusement, il existe plusieurs chélateurs, chacun ayant ses propres avantages et convenant à différentes situations. Parmi les options de chélation à votre disposition figurent l'EDTA calcium, l'alginate de sodium, la zéolite, le charbon actif et l'ascorbate de calcium.

Pendant votre période de jeûne intermittent, vous pouvez incorporer un régime comprenant un verre de jus de citron et l'ingestion d'une seule capsule d'EDTA calcique disodique, avec un dosage de 600 mg. Dans les cas où l'EDTA n'est pas facilement accessible, l'alginate de sodium ou de calcium constitue une alternative viable. Si l'alginate de calcium n'est pas disponible dans votre région, Graviscon peut servir de substitut efficace, en particulier pour la chélation du plomb.

Il est important de comprendre que le processus de chélation du plomb prend du temps, principalement en raison de la dynamique complexe impliquée dans la mobilisation du plomb de ses dépôts ancrés dans les os vers la circulation sanguine. Ainsi, une désintoxication complète et sûre s'étend généralement sur une période de quatre à huit mois afin de réduire de manière significative les niveaux de plomb dans l'organisme. Il n'existe pas de solution miracle pour éliminer les dépôts de plomb dans les os ; la patience est à la fois une vertu et un atout précieux sur la voie de la guérison.

Dans les cas où l'EDTA, l'alginate de calcium ou le Graviscon ne sont pas facilement accessibles, l'ascorbate de calcium et la zéolite se présentent comme des chélateurs viables. Cette approche implique la prise quotidienne de 2 grammes d'ascorbate de calcium et de 200 mg de zéolite très pure.

Ce régime doit être administré le matin, en fonction de votre programme de jeûne intermittent.

Si le processus de désintoxication du plomb peut demander du temps et de l'engagement, il est essentiel de reconnaître l'importance de cet effort pour préserver et améliorer votre santé et votre bien-être en général.

En choisissant soigneusement et en appliquant systématiquement la méthode de chélation appropriée en accord avec vos choix alimentaires, vous prenez des mesures proactives pour un avenir plus sain et sans plomb.

Un élément commun apparaît dans les situations d'empoisonnement chronique, indépendamment de la toxine spécifique impliquée : l'épuisement du glutathion. Il est essentiel de remédier à cette carence pour faciliter le processus de désintoxication de substances chimiques telles que le plomb et d'autres poisons. L'interaction complexe de différentes toxines peut entraver la désintoxication de chacune d'entre elles, ce qui souligne l'importance de restaurer les niveaux de glutathion.

Le glutathion, connu sous le nom d'antioxydant principal, est essentiel à la santé cellulaire. Il s'agit non seulement d'un produit chimique nécessaire aux cellules, mais aussi d'un composant important du système immunitaire, qui soutient à la fois l'immunité cellulaire et l'immunité humorale. Une grave pénurie de glutathion est typiquement une caractéristique déterminante des maladies chroniques, y compris le saturnisme.

Une dose quotidienne de 2 grammes de N-acétyl-cystéine (NAC) est recommandée pour augmenter avec succès les niveaux de glutathion. La NAC agit comme un précurseur du glutathion, ce qui permet à l'organisme de le produire plus efficacement. Il existe également Continual G, une alternative plus puissante qui consiste en un dipeptide de glutamyl-cystéine. Il a été démontré que Continual G augmente rapidement les niveaux de glutathion.

Cependant, pour les personnes dont les ressources financières sont limitées, la NAC reste une option viable. Il est préférable de prendre la NAC avec votre premier repas lorsque vous arrêtez votre période de jeûne intermittent, ce qui est généralement le cas vers midi.

Donner la priorité à la reconstitution du glutathion par le biais de ces suppléments est une mesure proactive pour renforcer les mécanismes de défense de l'organisme et faciliter le processus de désintoxication, en particulier dans le contexte du saturnisme et d'autres problèmes de santé chroniques.

L'intoxication chronique entraîne souvent des déficits en acides aminés, qui sont les éléments fondamentaux d'une série de composants biologiques vitaux. Les acides aminés sont non seulement les précurseurs des hormones et des enzymes, mais ils jouent également un rôle important dans la production de neurotransmetteurs, nécessaires à une fonction neurologique normale.

Un régime complet de suppléments d'acides aminés est recommandé pour remédier avec succès à cette carence. Ce régime doit comprendre les neuf acides aminés essentiels, ainsi que la glycine, la taurine et la phosphatidylsérine.

Ce faisant, vous aidez le cerveau et le système nerveux en facilitant la capacité intrinsèque de l'organisme à synthétiser les neurotransmetteurs nécessaires à un bien-être neurologique et physiologique optimal.

Cette approche met l'accent sur l'importance de renforcer l'organisme avec les nutriments fondamentaux dont il a besoin pour rétablir l'équilibre et la fonctionnalité, en particulier dans le contexte d'une intoxication chronique, où ces éléments importants sont souvent altérés.

En outre, il est essentiel d'incorporer des acides gras oméga-3 dans votre régime, idéalement à raison de 500 mg par jour. Les acides gras oméga-3 jouent un double rôle dans la promotion de la santé globale : ils favorisent un fonctionnement optimal du cerveau et font partie intégrante d'un régime anti-inflammatoire.

Les acides gras oméga-3 sont réputés pour leur impact positif sur la santé cognitive, en renforçant les fonctions cérébrales et en maintenant leur vitalité.

En outre, ces acides gras contribuent de manière significative à atténuer l'inflammation dans l'ensemble de l'organisme, ce qui renforce les principes d'une approche alimentaire anti-inflammatoire.

En intégrant les acides gras oméga-3 à votre routine quotidienne, vous fournissez à votre organisme une ressource cruciale pour le maintien des fonctions cérébrales et l'amélioration du bien-être général, tout en vous alignant sur l'objectif plus large de réduction de l'inflammation dans l'organisme.

2-Formule cholagogue :

Pour le drainage du foie : Feuilles et racines de chardon-marie, de radis noir et de pissenlit.

Profitez des bienfaits du chardon-marie, du radis noir et du pissenlit, un trio connu pour ses propriétés de drainage du foie et de la bile.

Préparez une tisane avec ces trois plantes ou prenez une gélule de chacune d'elles trois fois par jour à raison de 500 mg par gélule. Privilégiez les sources végétales biologiques.

L'action cholérétique de ces plantes est essentielle pour faciliter le drainage du foie et augmenter la production de bile. Il s'agit d'une étape préparatoire importante, car elle permet d'éliminer la bile toxique, qui sera ensuite efficacement liée par les liants de détoxification.

L'efficacité de ces liants serait fortement réduite sans une évacuation appropriée du foie et de la vésicule biliaire.

Vous pouvez prendre ces plantes sous forme de gélules ou de teintures. Un herboriste qualifié peut préparer ces dernières avec soin.

En outre, ces plantes ont l'avantage supplémentaire de réduire l'impact toxique du plomb et d'autres composés dangereux dans le foie, ce qui souligne leur importance dans le contexte de la désintoxication.

L'utilisation de lavements au café, préconisée par le Dr Gerson, peut servir à la fois d'agent cholérétique pour stimuler l'écoulement de la bile et de méthode de désintoxication pour améliorer l'élimination des toxines de l'organisme.

Le pouvoir des lavements au café :

Le Dr Max Gerson a incorporé une technique unique dans son régime de traitement du cancer - le lavement au café. Cette approche non conventionnelle visait à stimuler le foie des patients atteints de cancer, et le Dr Gerson a attribué sa contribution aux résultats remarquables observés dans l'état de santé de ses patients.

Dans son livre sur la thérapie anticancéreuse, le Dr Max Gerson mentionne ceci :

"Dans la mesure où la désintoxication du corps est de la plus grande importance, surtout au début, il est absolument nécessaire d'administrer des lavements fréquents, jour et nuit (en moyenne, nous donnons des lavements au café toutes les quatre heures, jour et nuit, et même plus fréquemment en cas de douleurs sévères, de nausées, de tension nerveuse générale et de dépression). Les lavements sont également utiles contre les spasmes, les douleurs précordiales et les difficultés résultant du retrait soudain de toute sédation intoxicante.

Le lavement au café est la pierre angulaire de la thérapie de Gerson.

Ce paragraphe tiré du même livre mentionne qu'un patient qui, après avoir pris un lavement au café, a dégagé des odeurs corporelles de toxines qui étaient stockées dans son corps, au point que le Dr Gerson a dû repeindre la pièce après la sortie du patient.

Certains patients augmentent eux-mêmes le nombre de leurs lavements au café, certains en prenant jusqu'à huit, dix ou douze en 24 heures, car ils ressentent un grand soulagement après chaque lavement au café. Certains patients souffrent de crises de transpiration ou d'odeurs nauséabondes pendant ces périodes ; celles-ci persistent un peu plus longtemps que les autres symptômes.

Les acides aromatiques éliminés lors de ces réactions sont si intenses qu'ils peuvent former des composés chimiques avec la peinture des murs et des plafonds des chambres des patients, et ces composés ne peuvent pas être éliminés par de l'eau et du savon ou d'autres méthodes de nettoyage.

La chambre devait souvent être repeinte après le départ du patient".

Préparation du lavement au café :

Selon un brevet décrit par l'inventeur John. Okerlin (brevet US8226992B1), la meilleure méthode pour préparer un café riche en antioxydants comme le kawheol et le cafestol, qui sont responsables de l'effet de stimulation du glutathion et de la production de bile, est le café de style turc, dans lequel le café est bouilli avec de l'eau. Le café filtre ne contient pas beaucoup de ces antioxydants importants.

Une grande cuillère de café en poudre ou de café lyophilisé utilisé dans le café instantané peut être mélangée à 500 ml d'eau bouillie. Ajoutez 500 ml d'eau froide. Cela représente un litre de café. Veillez à ce qu'il soit à température ambiante. Achetez une poche de lavement, remplissez-la de café et introduisez-la lentement dans le côlon par le rectum.

L'idée est de réentraîner le café. Il ne s'agit pas d'un lavement de nettoyage mais d'un lavement de rétention pour stimuler le foie et la vésicule biliaire à travers les veines hémorroïdaires de l'anus.

Quelques remarques importantes tirées du livre du Dr Gerson :

Pour que les lavements soient le plus efficaces possible, le patient doit être allongé sur le côté droit, les deux jambes rapprochées de l'abdomen, et respirer profondément afin d'aspirer la plus grande quantité de liquide dans toutes les parties du côlon. Le liquide doit être conservé pendant 10 à 15 minutes.

Nos expériences ont montré qu'après 10 à 12 minutes, la quasi-totalité de la caféine est absorbée par le liquide. Elle passe par les veines hémorroïdaires directement dans les veines portes et dans le foie. Les patients doivent savoir que les lavements au café ne sont pas administrés pour le fonctionnement des intestins mais pour la stimulation du foie.

Les classeurs :

Une fois que le processus de chélation a commencé et que le complexe EDTA-plomb ou Alginate-EDTA a été déchargé dans le tractus gastro-intestinal, il est essentiel d'éviter sa réabsorption. Pour ce faire, il est possible d'utiliser divers liants efficaces, la fibre de pectine étant l'un des meilleurs candidats. Pectasol est une autre marque respectable dans cette catégorie, dont le potentiel détoxifiant a été scientifiquement testé. La poudre d'agar agar et l'enveloppe de psyllium sont également d'excellents choix.

Il existe plusieurs méthodes pour incorporer ces liants dans votre protocole. Les gélules sont une option pratique car elles sont faciles à avaler. Vous pouvez également préparer un gel en combinant 10 grammes d'enveloppe de psyllium, d'agar agar ou de pectine avec 300 ml d'eau chauffée et en laissant refroidir. Ce gel peut être utilisé à la place des gélules, offrant ainsi une option plus adaptable et plus appétissante.

Une recette complète contenant de l'écorce de psyllium, de l'agar agar, de la pectine et de l'écorce d'orme rouge sera incluse dans l'annexe du livre. Cette composition ne favorise pas seulement la guérison intestinale, mais lie également les poisons tels que le plomb du foie et de la vésicule biliaire. Vous obtiendrez également des informations sur l'ascorbate de calcium liposomal, qui complétera votre arsenal de désintoxication avec des tactiques efficaces.

Ascrobate de calcium (la forme de vitamine C que le plomb déteste) :

Certains médecins assisteraient à la mort de leur patient plutôt que d'utiliser l'acide ascorbique parce que, dans leur esprit fini, il n'existe qu'en tant que vitamine. -F. R. Klenner, MD

Les vitamines jouent un rôle essentiel dans le maintien de la santé globale et la facilitation du processus de désintoxication. Parmi ces nutriments essentiels, la vitamine C occupe une place de choix, principalement en raison de son rôle dans la production de glutathion. La recherche historique a indiqué que l'ascorbate de calcium est la forme de vitamine C la plus efficace pour la chélation et l'élimination du plomb.

Ce livre propose une exploration concise de l'importance de la vitamine C dans le contexte de la désintoxication.

La vitamine C, également connue sous le nom d'acide ascorbique, est un nutriment essentiel hydrosoluble qui joue un rôle crucial dans divers processus physiologiques au sein du corps humain. Elle n'est pas produite par l'organisme et doit être obtenue par le biais de sources alimentaires ou de suppléments.

La vitamine C est réputée pour ses propriétés antioxydantes et sa contribution essentielle à la santé générale.

Les principales fonctions de la vitamine C sont les suivantes : :

Protection antioxydante :

La vitamine C est un puissant antioxydant qui aide à protéger les cellules contre le stress oxydatif causé par des molécules nocives appelées radicaux libres. En neutralisant ces radicaux libres, la vitamine C aide à prévenir les dommages cellulaires, qui sont liés à diverses maladies chroniques et au vieillissement.

Synthèse du collagène :

La vitamine C est essentielle à la production de collagène, une protéine qui soutient la structure de la peau, des os, des vaisseaux sanguins et d'autres tissus conjonctifs. Le collagène est essentiel à la cicatrisation des plaies, à la santé de la peau et au maintien de l'intégrité des vaisseaux sanguins.

Soutien immunitaire :

La vitamine C est connue pour renforcer le système immunitaire en soutenant la fonction des cellules immunitaires. Elle améliore la production et le fonctionnement des globules blancs, qui sont essentiels pour défendre l'organisme contre les infections.

Absorption du fer :

La vitamine C améliore l'absorption du fer non héminique, que l'on trouve dans les aliments d'origine végétale. Elle transforme le fer en une forme plus absorbable, contribuant ainsi à la prévention de l'anémie ferriprive.

Synthèse des neurotransmetteurs :

La vitamine C participe à la production de neurotransmetteurs, tels que la dopamine et la noradrénaline, qui jouent un rôle essentiel dans la régulation de l'humeur, la réponse au stress et les fonctions cognitives.

Cicatrisation des plaies :

La vitamine C contribue à la formation de nouveaux vaisseaux sanguins et de tissus conjonctifs, ce qui est essentiel pour une bonne cicatrisation des plaies.

Propriétés antivirales :

Certaines études suggèrent que la vitamine C pourrait avoir des effets antiviraux et jouer un rôle dans la réduction de la gravité et de la durée des rhumes et de certaines infections virales.

Santé des yeux :

La vitamine C est associée à la réduction du risque de dégénérescence maculaire liée à l'âge (DMLA) et de cataracte, qui sont des troubles oculaires courants.

Antioxydant collatéral :

La vitamine C régénère d'autres antioxydants, tels que la vitamine E, après qu'ils ont neutralisé les radicaux libres. Cela permet de maintenir la capacité antioxydante globale de l'organisme.

DOMMAGES ET FUITES CAPILLAIRES :

Les lésions capillaires et les fuites sont des phénomènes fréquents dans diverses maladies, du simple rhume à des affections telles que la diarrhée sanglante induite par C. difficile, en passant par la gamme de symptômes observés lors des infections par COVID-19. Les lésions capillaires sont un motif commun à toutes les infections. Il est donc logique que l'augmentation de la force capillaire devienne un moyen de défense essentiel contre l'infection et un traitement favorisant la guérison après l'infection.

La fragilité capillaire est également fréquente dans toutes les intoxications aiguës et chroniques.

La théorie unificatrice de la matrice extracellulaire (vitamine C, lysine) :

En 1991, un scientifique du nom de Linus Carl Pauling a changé notre façon d'envisager la santé cardiaque. Il a découvert un nouveau moyen d'inverser l'athérosclérose (durcissement des artères) et de prévenir les maladies cardiaques sans médicaments sur ordonnance.

Son approche se concentre sur l'amélioration des vaisseaux sanguins et la réduction de l'accumulation de cholestérol, et pas seulement sur la réduction du taux de cholestérol.

Pauling a découvert qu'une combinaison de vitamine C et de deux acides aminés, la L-lysine et la L-proline, pouvait empêcher le cholestérol d'obstruer les vaisseaux sanguins. La vitamine C contribue à l'élasticité des artères, tandis que la L-lysine et la L-proline aident l'organisme à utiliser efficacement le cholestérol pour un cœur en bonne santé.

Théorie unifiée des maladies cardiovasculaires humaines

Il a appelé cette découverte la théorie unifiée des maladies cardiovasculaires humaines. Cette théorie suggère que notre organisme crée une accumulation de cholestérol pour protéger les vaisseaux sanguins endommagés. En fournissant suffisamment de vitamine C, de L-lysine et de L-proline, l'organisme peut utiliser ces molécules pour réparer les vaisseaux sanguins au lieu de produire davantage de cholestérol.

La théorie de Pauling repose sur l'idée qu'un important transporteur de cholestérol appelé Lp(a) devient collant en l'absence de vitamine C. Cette viscosité peut entraîner un durcissement des artères. La vitamine C, la L-lysine et la L-proline agissent ensemble pour empêcher cette adhérence et favoriser la santé des artères.

Le collagène, une protéine qui maintient nos cellules ensemble, est également essentiel. Lorsque le collagène est endommagé, la vitamine C aide à le réparer, inversant ainsi l'accumulation de plaque. La L-proline, l'un des acides aminés, est efficace pour traiter les points collants restants sur les molécules de Lp(a).

L'administration simultanée de vitamine C, de L-lysine et de L-proline à des animaux de laboratoire a permis de désobstruer efficacement leurs artères :

La vitamine C a contribué à fixer le collagène, empêchant ainsi les particules de Lp(a) de coller.

La L-lysine réduit l'adhésivité de la Lp(a), en scellant les sites de liaison.

La L-proline a complété le puzzle en éliminant les points de friction restants.

Cette combinaison permet de dégager les artères en utilisant des acides aminés pour empêcher les particules collantes d'adhérer et en utilisant la vitamine C pour réparer le collagène, ce qui permet au sang de circuler librement.

Linus Pauling, né en 1901, était un brillant scientifique qui a remporté deux prix Nobel et a changé notre vision de la vitamine C. Il pensait qu'un corps équilibré pouvait être atteint grâce à des nutriments, des catalyseurs et des produits appropriés. Ses idées sur les bienfaits de la vitamine C ont suscité l'intérêt, et ses recherches ont jeté les bases de la compréhension de son rôle dans la santé.

Les recherches du Dr Boris Sokoloff sur le syndrome de fuite capillaire soulignent le rôle essentiel des capillaires en tant que première ligne de défense contre les infections et pour la désintoxication. Conduits vitaux, les capillaires transportent le sang chargé de nutriments essentiels, d'oxygène et de cellules immunitaires vers tous les coins et recoins de l'organisme.

Lorsque les capillaires sont compromis, les tissus sont privés de ces éléments vitaux, à savoir les nutriments, l'oxygène et l'hydratation. Dans le contexte de la guérison et du rétablissement post-infectieux, les capillaires jouent un rôle essentiel. Sans fortifier et restaurer la santé capillaire, une véritable guérison de poisons tels que le plomb reste insaisissable.

Dans le domaine de la littérature médicale, des récits historiques et des études scientifiques ont mis en lumière le potentiel de la vitamine C dans le traitement du saturnisme chronique. Dès 1940, AM Dannenberg et AH Widerman ont documenté un cas où la vitamine C a été utilisée comme traitement du saturnisme chronique. Par la suite, une étude menée par HN Holmes, K Campbell et EJ Amberg a démontré l'impact positif de la vitamine C dans la lutte contre le saturnisme.

Une recherche plus récente, menée en 2011 par Y Jin, F Yu, Y Liao, S Liu, M Liu, J Xu et J Yang, a fermement établi l'efficacité de la vitamine C et du calcium dans la gestion des cas d'intoxication par le plomb. Ces résultats collectifs soulignent l'importance durable de la vitamine C dans le contexte du traitement du saturnisme.

Le rétablissement des niveaux de vitamine C est crucial pour prévenir les lésions capillaires. Pendant le traitement actif de la tuberculose, il est essentiel d'administrer de la vitamine C quotidiennement.

Pour favoriser la santé des capillaires, il faut en prendre au moins 2 grammes quatre fois par jour. En plus de renforcer les capillaires, la vitamine C aide également l'organisme à produire du collagène. L'administration rapide de vitamine C est cruciale car les infections actives détruisent continuellement le collagène.

Il est conseillé de choisir des sources naturelles de vitamine C comme le camu camu ou les baies d'acérola. En outre, la formulation liposomale de la vitamine C offre la meilleure biodistribution, délivrant efficacement la vitamine C dans les régions critiques du corps où elle est le plus nécessaire. Pour le traitement du saturnisme, l'ascrobate de calcium est préféré pour la formulation de notre formulation liposomale.

Le lait de magnésie :

Le traitement de la constipation chronique apparaît comme une préoccupation essentielle dans le domaine de la désintoxication du saturnisme. La constipation, symptôme courant de l'intoxication au plomb, peut retarder considérablement l'élimination du plomb de l'organisme. En termes d'importance, la correction de la constipation est au même niveau que la chélation et la fixation du plomb.

D'après mon expérience, peu de laxatifs peuvent rivaliser avec le lait de magnésie en termes d'aide à la vidange complète du côlon. Le lait de magnésie est un excellent laxatif et une bonne source de magnésium. Lorsqu'il est consommé, il se transforme dans l'organisme en chlorure de magnésium, un produit chimique reconnu pour ses caractéristiques immunostimulantes.

Je recommande de prendre le lait de magnésie le soir, environ deux heures après le dernier repas, pour en tirer le meilleur parti. Consommez un mélange de 50 ml de lait de magnésie et d'une tasse d'eau. Pour soulager la constipation, suivez ce programme deux fois par semaine.

La douceur du lait de magnésie sur le tube digestif est l'un de ses principaux avantages. Il ne provoque pas d'inconfort colique et n'irrite pas le côlon ou les intestins, contrairement à certains autres laxatifs. En fait, il possède des propriétés anti-inflammatoires au niveau du système gastro-intestinal, ce qui ajoute à son intérêt dans le cadre de la désintoxication du saturnisme.

II- L'hydrothérapie pour la mobilisation du plomb et la désintoxication :

1- Bain de contraste :

La nouvelle thérapie par bain d'eau de contraste, également connue sous le nom d'hydrothérapie par bain de contraste, est la méthode la plus efficace pour mobiliser le plomb dans les os. Cette approche thérapeutique consiste à immerger le corps dans de l'eau chaude et de l'eau froide à intervalles d'une minute, généralement pendant 20 à 30 minutes.

Une étude russe remarquable a examiné l'utilisation de bains de contraste pour traiter le saturnisme chez les enfants, et leur méthode comprenait des saunas en plus de l'immersion traditionnelle dans l'eau chaude et l'eau froide. Ce bain de contraste amélioré a produit des effets remarquables, mobilisant efficacement le plomb des os et aidant l'organisme à éliminer ce matériau nocif. Cette approche est d'autant plus remarquable que le plomb est notoirement difficile à mobiliser une fois qu'il s'est logé dans les os. De manière surprenante, cette thérapie simple a permis de drainer le plomb des os de ces enfants sans avoir recours à des médicaments pharmaceutiques ou à des chélateurs. Elle fait appel à l'eau, à la chaleur et à l'hydrothérapie différentielle.

La thérapie par bain de contraste étend ses prouesses de détoxification au-delà du plomb, se révélant être un outil puissant pour traiter un large éventail de toxines. Son mécanisme consiste à soutenir la peau, souvent considérée comme le "second foie", qui joue un rôle essentiel dans la désintoxication. En soutenant les efforts de désintoxication de la peau, la thérapie par les bains de contraste allège le fardeau du foie. L'efficacité de cette thérapie ne se limite pas à la désintoxication du plomb ; elle est également bénéfique pour lutter contre diverses toxines. Les athlètes, en particulier, ont recours à la thérapie par contraste pour lutter contre l'accumulation d'acide lactique pendant les compétitions. Cependant, ses avantages en matière de désintoxication s'étendent à un spectre plus large de toxines, ce qui en fait une méthode polyvalente et complète pour nettoyer l'organisme de l'intérieur.

Une autre approche pour faciliter l'élimination du plomb de l'organisme tout en soutenant la fonction hépatique consiste à utiliser des bains d'air ou des bains de contraste.

2-bains d'air :

Le bain d'air Dr. Lahman consiste à rester à l'extérieur en petite tenue, avec seulement des sous-vêtements, pendant une durée de 30 minutes. Cette pratique permet de stimuler la peau et de l'exposer à l'air frais. Cependant, la méthode de bain d'air introduite par le Dr Lobrey surpasse l'efficacité du bain d'air du Dr Lahman. L'approche du Dr Lobrey est classée comme bain d'air de contraste.

Le principal traitement de l'intoxication au monoxyde de carbone consiste à exposer le corps à l'air frais. Une approche efficace de cette exposition à l'air frais est la thérapie atmosphérique alternative mise au point par le Dr Lobrey, un médecin français.

La méthode du Dr Lobrey consiste à modifier légèrement la pression atmosphérique en alternant entre le fait d'être habillé et le fait d'être nu. Cette technique stimule les vaisseaux sanguins de la peau, améliorant le retour veineux et favorisant une meilleure circulation, ainsi que le fonctionnement du foie et la désintoxication.

La pratique consiste à changer de vêtements toutes les minutes pendant 30 cycles (habillé-nu, habillé-nu, etc.). Ce processus permet au corps d'accéder à l'air frais et d'absorber davantage d'oxygène par la peau.

Le Dr Lobrey estime que cette approche unique favorise la circulation générale et a un impact positif sur la fonction hépatique.

La peau est le plus grand organe du corps, dépassant même le foie en taille. Elle fonctionne comme une deuxième paire de poumons, un cœur, un foie, un système immunitaire, un système endocrinien et un système nerveux.

La cure de nudité :

Katsuzo Nishi a incorporé la méthode du Dr Lobrey avec de légères modifications pour créer une approche encore plus puissante contre le cancer. Nishi appelait sa technique la "cure de nudité" et affirmait que de nombreux patients avaient obtenu une rémission du cancer en suivant sa méthode de bain d'air. Ce bain d'air est très efficace pour la désintoxication.

Semblable au concept du Dr Lobrey, le bain d'air de Nishi est également une forme de bain de contraste. Cependant, la séquence et le moment de la procédure diffèrent de la version de Lobrey.

Il est important de noter que le bain d'air du Dr Lahman ne convient pas aux personnes en mauvaise santé, car l'exposition aux éléments en étant nu peut entraîner un rhume.

Cette méthode convient mieux aux personnes en relativement bonne condition physique. Dans le cadre de ce livre, le bain d'air de Nishi sera présenté comme un outil précieux pour traiter le cancer et expulser le monoxyde de carbone nocif de l'organisme.

La procédure dure environ 30 minutes et il est conseillé aux patients atteints de cancer de l'effectuer au moins cinq fois par jour, voire plus.

Remarquablement, cette pratique constitue un moyen puissant de lutte contre le cancer. Après le bain d'air, les personnes ressentent souvent une sensation de fraîcheur sans pareille.

Chaque utilisation du bain d'air contribue à l'élimination du monoxyde de carbone de l'organisme, favorisant ainsi la guérison des mitochondries et améliorant la santé métabolique globale.

Le bain d'air Nishi :

Le bain d'air de Nishi contient 11 cycles. Il s'agit d'une séquence où l'on est nu puis habillé. La meilleure façon de le faire est de porter un peignoir afin qu'il soit plus facile de le prendre pour exposer son corps à l'air frais.

Cycles	Le temps de la nudité	Temps d'habillage
1	20 secondes	1 minute
2	30	1 minute
3	40	1 minute
4	50	1 minute
5	60	1 minute et demie
6	70	1 minute et demie
7	80	1 minute et demie
8	90	2 minutes
9	100	2 minutes
10	110	2 minutes
11	120	Se reposer sur un sol dur habillé pour stimuler le foie

Remarque importante : le bain d'air doit être effectué dans un endroit exposé à l'air frais. Il ne faut pas le faire dans un endroit où l'air est pollué ou à proximité de fumées. L'idée du bain d'air est d'exposer le corps à l'air frais et de brûler le monoxyde de carbone.

Le bain d'air est gratuit et peut être utilisé par tout le monde. Pour une personne invalide, il peut être pratiqué à l'intérieur d'une pièce dont les fenêtres sont largement ouvertes pour permettre à l'air frais de circuler.

La dernière technique de mobilisation du plomb et de désintoxication consiste à utiliser un sauna infrarouge.

Les saunas infrarouges sont une forme de sauna qui utilise des poêles infrarouges pour produire une chaleur rayonnante absorbée par la surface de la peau. Les saunas infrarouges, contrairement aux saunas ordinaires, réchauffent directement le corps, ce qui permet de bénéficier d'une chaleur plus confortable et moins intense. Voici un aperçu de la thérapie par sauna infrarouge et de certains de ses avantages potentiels pour la santé :

Traitement par sauna infrarouge :

Les saunas infrarouges utilisent des appareils de chauffage spéciaux qui émettent de la lumière infrarouge, une région du spectre électromagnétique qui se situe légèrement au-delà de la lumière visible.

La lumière infrarouge a des longueurs d'onde plus grandes que la lumière visible et est classée en infrarouge proche, infrarouge moyen et infrarouge lointain. Le rayonnement infrarouge lointain (FIR) est utilisé dans la majorité des saunas infrarouges car il est le plus efficace pour pénétrer la peau et chauffer le corps.

Température : Par rapport aux saunas ordinaires (jusqu'à 88°C), les saunas infrarouges fonctionnent normalement à des températures plus basses (de 49°C à 66°C).

Les séances de sauna infrarouge durent généralement de 20 à 30 minutes, mais cette durée peut varier en fonction des préférences de chacun.

Les avantages pour la santé de la thérapie par sauna infrarouge :

Désintoxication :

On prétend que les saunas infrarouges favorisent la désintoxication en encourageant la transpiration. La transpiration facilite l'élimination des toxines, des métaux lourds et d'autres polluants de l'organisme par la peau.

Détente :

La chaleur apaisante et rayonnante des saunas infrarouges peut favoriser la relaxation et la réduction du stress. Il peut également contribuer à l'amélioration des habitudes de sommeil.

Les saunas infrarouges sont utilisés par certaines personnes pour soulager les douleurs musculaires et articulaires. La chaleur peut augmenter la circulation sanguine, réduire l'inflammation et soulager la douleur.

Amélioration de la circulation :

La thérapie par sauna infrarouge peut être bénéfique pour la santé cardiovasculaire en augmentant la circulation et la vasodilatation (expansion des vaisseaux sanguins).

Perte de poids :

Bien qu'il ne s'agisse pas d'une solution de perte de poids en soi, l'utilisation régulière de saunas infrarouges peut aider à brûler des calories et à améliorer le taux métabolique grâce à l'augmentation du rythme cardiaque et de la transpiration.

Avantages pour la santé de la thérapie par sauna infrarouge :

Désintoxication :

Les saunas infrarouges sont réputés favoriser la désintoxication en produisant de la transpiration. La transpiration facilite l'élimination des toxines, des métaux lourds et d'autres polluants du corps par la peau.

Détente :

La chaleur apaisante et rayonnante des saunas infrarouges peut contribuer à la relaxation et à la réduction du stress. Il peut également contribuer à améliorer les habitudes de sommeil.

Soulagement de la douleur :

Certaines personnes utilisent les saunas infrarouges pour soulager les douleurs musculaires et articulaires. La chaleur peut améliorer la circulation sanguine, réduire l'inflammation et soulager la douleur.

Amélioration de la circulation :

La thérapie par sauna infrarouge peut être bénéfique pour la santé cardiovasculaire en augmentant la circulation et la vasodilatation (élargissement des vaisseaux sanguins).

Perte de poids :

Bien qu'il ne s'agisse pas d'une solution de perte de poids en soi, l'utilisation régulière de saunas infrarouges peut aider à brûler des calories et à améliorer le taux métabolique en augmentant le rythme cardiaque et la transpiration.

Le sauna Relax est hautement recommandé comme le meilleur choix parmi les saunas infrarouges portables. Il se distingue par ses faibles émissions de champs électromagnétiques (CEM) et sa qualité de fabrication exceptionnelle.

Contrairement à certaines options de moindre qualité disponibles sur le marché, le sauna Relax est exempt de matériaux toxiques, ce qui en fait un choix plus sûr et plus fiable pour les utilisateurs qui recherchent les bienfaits de la thérapie par sauna infrarouge.

L'approche Hubbard

L'approche Hubbard, qui comprend l'utilisation d'acide nicotinique pour stimuler le rinçage de la peau, ainsi que 20 minutes d'exercice suivies de séances de sauna, s'est avérée très efficace pour éliminer les polluants difficiles à éliminer de l'organisme, y compris le plomb.

Cependant, l'acide nicotinique doit être utilisé avec prudence car il peut aggraver les gastrites et les ulcères.

Pour commencer, utilisez une toute petite quantité d'acide nicotinique, par exemple 50 milligrammes, et augmentez progressivement la dose au fur et à mesure des séances de sauna.

La méthode Hubbard est largement considérée comme une méthode révolutionnaire pour traiter les poisons persistants tels que les dioxines, l'agent orange, les microplastiques, le toluène, le benzène et différents métaux lourds. Cette approche a également été utilisée pour aider les premiers intervenants du 11 septembre à se désintoxiquer.

Je souhaite proposer quelques approches supplémentaires susceptibles d'aider les patients à se rétablir plus rapidement, en particulier ceux dont le cerveau a été affecté par l'exposition au plomb.

Selon certaines études, le plexus choroïde du cerveau fonctionne comme un réservoir de métaux lourds, agissant comme un mécanisme de protection contre les effets cumulés des métaux lourds. Il convient de mentionner que des thérapies telles que la Hijama (saignée à l'aide de ventouses) et la thérapie par les sangsues sont prometteuses pour traiter l'accumulation de métaux lourds dans le cerveau, y compris le plomb.

En éliminant le sang contaminé, ces thérapies ont le potentiel de guérir rapidement les graves lésions cérébrales causées par l'exposition aux métaux lourds.

Selon certaines études, les plexus choroïdes du cerveau constituent un réservoir de métaux lourds, agissant comme un mécanisme de protection contre leurs effets cumulatifs.

Il convient de mentionner que des thérapies telles que la Hijama (saignée par ventouse) et la thérapie par les sangsues sont prometteuses pour traiter l'accumulation de métaux lourds dans le cerveau, y compris le plomb. Ces thérapies ont le potentiel de guérir rapidement les lésions cérébrales graves causées par l'exposition aux métaux lourds en éliminant le sang contaminé.

Reconstituer les vitamines et les minéraux :

Pendant le processus de chélation et de désintoxication, il est essentiel de faire le plein de vitamines et de minéraux essentiels. Envisagez d'incorporer un complément multivitaminique et minéral complet et de bonne qualité dans votre routine quotidienne, de préférence après le deuxième repas.

À la fin de ce livre, je fournirai un résumé concis du protocole afin d'éviter toute confusion potentielle.

Le protocole de désintoxication du plomb :

Avant d'entamer le protocole de désintoxication, il est impératif de s'assurer que vous avez effectivement éliminé les sources de contamination par le plomb. S'engager dans le protocole alors que l'on est encore exposé au plomb est contre-productif et constitue une perte de temps et d'énergie.

Le protocole de désintoxication décrit dans ce livre consiste en un régime moins fermentaire et anti-inflammatoire (tel que SCD, LOW FODMAP, GAPS) avec une éviction stricte du gluten et des produits laitiers.

Seules l'huile d'olive et l'huile de coco sont autorisées pour la cuisson ou la consommation, et toutes les autres huiles doivent être évitées. Cette approche diététique est complétée par un jeûne intermittent, n'autorisant que de l'eau, du café, du jus de citron dans de l'eau chaude avec du miel, et l'un des chélateurs (EDTA, alginate de calcium ou Graviscon) le matin pendant la fenêtre de jeûne.

Après les repas, appliquez un coussin chauffant sur la région du foie pendant 20 minutes pour stimuler la circulation sanguine et favoriser le fonctionnement du foie. Prenez au moins 2 g de NAC chaque jour pendant votre période de jeûne intermittent pour remplacer le glutathion et fournir des acides aminés et des acides gras oméga-3 essentiels, afin de renforcer la santé du cerveau, l'équilibre des neurotransmetteurs et de réduire l'inflammation et l'activation des cellules gliales.

Prendre avant chaque repas les compléments alimentaires à base de plantes qui favorisent le drainage du foie et qui sont mentionnés dans la recette du cholagogue. À l'exception du café, du thé, du jus de citron et des chélateurs, les lavements au café peuvent être administrés le matin à jeun.

Les liants, tels que l'agar agar, la pectine ou l'enveloppe de psyllium, ou le mélange de liants fourni en annexe, doivent être pris entre les repas. La vitamine C est un élément essentiel du régime, l'ascorbate de calcium étant le type préféré pour aider à la désintoxication du plomb.

Il est recommandé d'utiliser le lait de magnésie deux fois par semaine pour traiter la constipation chronique induite par le saturnisme.

La méthode d'hydrothérapie de choix est le bain de contraste, qui consiste à alterner l'eau chaude et l'eau froide pendant 20 à 30 minutes. Si vous n'avez pas deux baignoires, vous pouvez utiliser une douche de contraste. Le sauna suivi d'une douche froide est une autre option efficace.

Les bains d'air sont importants pour la santé du foie car ils contribuent à la désintoxication de différents polluants, y compris le monoxyde de carbone, ainsi qu'au renouvellement de l'organisme. Il est conseillé de prendre des bains d'air au moins deux fois par jour. Dans les cas extrêmes de saturnisme, la hijama et la thérapie par les sangsues peuvent être envisagées si elles sont administrées de manière aseptique par un praticien compétent afin d'éliminer le sang contaminé.

De nombreuses études ont mis en évidence le rôle des plexus choroïdes en tant que puits de métaux lourds dans le cerveau. Nous concluons ainsi notre exploration de la méthode la plus puissante de désintoxication du plomb.

Nous espérons que ce protocole vous permettra de retrouver la santé et de guérir du saturnisme. Vos commentaires positifs sont très appréciés et contribuent à la création d'ouvrages plus instructifs. Les connaissances partagées ici ne sont pas facilement disponibles dans les sources conventionnelles, ce qui en fait une ressource précieuse pour les amateurs de désintoxication.

La raison pour laquelle les tests n'ont pas été abordés en détail dans ce livre est que le saturnisme, comme l'ont souligné des experts tels que le Dr Gary Gordon et d'autres, se présente de manière polyvalente.

Il est possible d'obtenir un résultat négatif pour le saturnisme en utilisant des méthodes conventionnelles, telles que les tests capillaires, tout en ayant une accumulation importante de plomb dans les os. Pour les personnes intéressées par les tests, divers laboratoires proposent des services de test en ligne. Toutefois, il est essentiel de noter que les tests de métaux lourds ont leurs limites.

Une part importante des métaux lourds, environ 70 à 80 %, est éliminée par les selles et, malheureusement, il n'existe pas de tests de laboratoire largement disponibles pour détecter la présence de métaux lourds dans les matières fécales. La plupart des tests se concentrent sur le sang (qui peut être moins informatif) ou les cheveux (qui peuvent ne pas être très précis).

Annexe :

Formulation liposomale utilisant l'ascorbate de calcium :

Nous avons besoin de 10 g de poudre d'ascorbate de calcium.

Glycérine végétale 100 ml

Granulés de lécithine 10 g.

Eau distillée 100 ml

Les 30 g de lécithine sont dissous dans 100 g de glycérine. Continuer à mélanger jusqu'à dissolution complète. La poudre d'ascorbate de calcium doit être dissoute dans 100 ml d'eau.

À l'aide d'un mixeur ou d'un blender, ajoutez une cuillère de miel brut et essayez de mélanger les deux solutions jusqu'à l'obtention d'une solution homogène.

Placez cette solution dans un nettoyeur de bijoux à ultrasons. Ce processus est appelé sonication des liposomes et c'est le processus par lequel les liposomes stables sont formés. Maintenez la sonication pendant au moins 10 heures.

La solution est prête à l'emploi. Après utilisation, conserver au réfrigérateur. 1 ml de cette solution contient environ 500 mg de liposomes d'ascorbate de calcium.

Préparation du classeur :

Mélanger dans un récipient 10 g de chacune des fibres suivantes sous forme de poudre :

Psyllium, agar agar, pectine et écorce d'orme rouge.

Vous obtiendrez 40 g de mélange de fibres. Vous pouvez utiliser 10 g de ce mélange avec 300 ml d'eau bouillante pour faire un gello. Ou vous pouvez encapsuler à l'intérieur d'une gélule vide un gramme de cette poudre dans des gélules vides de taille 00 et en prendre 4 à chaque fois.

Cette formule de liant apaise la muqueuse de l'intestin, guérit la gastrite, la colite, possède des propriétés antiparasitaires et surtout lie bien le plomb et d'autres types de métaux lourds et de toxines.

CONCLUSION :

En conclusion, le "Guide de la thérapie de désintoxication au plomb" a été conçu dans le but de fournir des informations et des points de vue précieux sur le thème de la désintoxication au plomb.

Nous nous sommes efforcés de proposer des conseils pratiques, des lignes directrices et des connaissances fondées sur la recherche afin d'aider les particuliers et les professionnels de la santé à comprendre les risques potentiels associés à l'exposition au plomb et les mesures à prendre pour en atténuer les effets.

Il est essentiel de souligner que ce livre est une source d'informations générales et ne doit pas être considéré comme un substitut à un avis médical professionnel, à un diagnostic ou à un traitement.

La désintoxication du plomb et les thérapies connexes doivent toujours être entreprises sous la direction et la supervision de professionnels de la santé qualifiés qui peuvent évaluer les conditions de santé individuelles et adapter les traitements en conséquence.

En outre, les informations fournies dans ce livre sont basées sur la recherche et les connaissances médicales existantes au moment de la rédaction. Le domaine de la médecine et de la toxicologie est dynamique et de nouveaux développements peuvent être apparus depuis la publication de cet ouvrage.

Les lecteurs sont encouragés à consulter des sources actualisées et à demander conseil à des experts en soins de santé pour obtenir les informations et les recommandations les plus récentes concernant la désintoxication du plomb.

Bien que tout ait été mis en œuvre pour garantir l'exactitude et la fiabilité du contenu, les auteurs, les éditeurs et les contributeurs déclinent toute responsabilité en cas d'erreurs, d'omissions ou de résultats négatifs pouvant résulter de l'application des informations présentées dans cet ouvrage.

Enfin, le processus de désintoxication au plomb peut varier considérablement d'une personne à l'autre et les réactions individuelles peuvent être différentes. Il est essentiel d'aborder la désintoxication au plomb avec prudence, de donner la priorité à la sécurité et de travailler en étroite collaboration avec les professionnels de la santé pour déterminer le plan d'action le plus approprié et le plus efficace dans chaque cas particulier.

Nous espérons que ce livre a été une ressource précieuse pour améliorer votre compréhension de la désintoxication du plomb et de ses avantages potentiels.

Votre santé et votre bien-être sont d'une importance capitale, et nous vous encourageons à prendre des mesures informées et proactives pour vous protéger, vous et vos proches, des risques associés à l'exposition au plomb.

Je vous souhaite une bonne santé et une vie sans toxines.